LA FAUSSE MEMBRANE

DE

LA DIPHTÉRIE

PAR

M. LE DOCTEUR GUELPA

Secrétaire de la Société de médecine pratique,
Membre de la Société de thérapeutique,
Membre correspondant de l'Académie de médecine de Turin, etc.

COMMUNICATIONS FAITES A LA SOCIÉTÉ DE THÉRAPEUTIQUE

Séances des 11 mai et 8 juin 1892.

PARIS

OCTAVE DOIN, ÉDITEUR

8, PLACE DE L'ODÉON, 8

1892

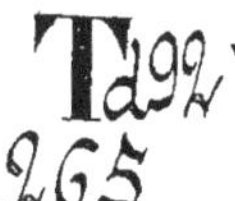

LA

FAUSSE MEMBRANE DE LA DIPHTÉRIE

Id 92
265

PARIS. — TYPOGRAPHIE A. HENNUYER, RUE DARCET, 7.

LA FAUSSE MEMBRANE

DE

LA DIPHTÉRIE

PAR

M. LE DOCTEUR GUELPA

Secrétaire de la Société de médecine pratique,
Membre de la Société de thérapeutique,
Membre correspondant de l'Académie de médecine de Turin, etc.

COMMUNICATIONS FAITES A LA SOCIÉTÉ DE THÉRAPEUTIQUE

Séances des 11 mai et 8 juin 1892.

PARIS

OCTAVE DOIN, ÉDITEUR

8, PLACE DE L'ODÉON, 8

1892

LA

FAUSSE MEMBRANE DE LA DIPHTÉRIE

Dans les séances des 13 et 27 avril, vous avez entendu le rapport si soigné de M. Dubousquet-Laborderie et la communication si intéressante de M. Josias au sujet du traitement de la diphtérie. Je n'ai pas de peine à partager leur avis lorsqu'ils avancent que, avec un traitement énergiquement appliqué nuit et jour, dès le début, on peut guérir la grande majorité des malades. Mais je suis obligé de me séparer de leurs idées sur un point capital, je veux dire au sujet de la fausse membrane. C'est ce coin de la question de la diphtérie que j'ai décidé de traiter aujourd'hui devant vous. Les conclusions auxquelles j'arrive sont si éloignées de l'opinion courante, que je fais appel à toute votre indulgence pour oser m'engager dans cette discussion.

Quelle est la nature de la fausse membrane de la diphtérie ? quel est son rôle? et quelles sont les indications qui en découlent? C'est à ces trois demandes que je vais m'efforcer de répondre avec le plus de précision possible, en m'appuyant sur les données de mes recherches et sur l'étude des travaux les plus récents, trop heureux si, sans avoir trop abusé de votre temps, je parviens à vous convaincre que mes idées méritent d'être prises en considération.

La fausse membrane de la diphtérie est, comme vous le savez, l'expression tangible, macroscopiquement visible de cette affection. Elle est constituée, d'après Cornil, par des filaments de fibrine entrecroisés, dans les mailles desquels on trouve quelques globules rouges et des globules blancs. Ces filaments sont tantôt minces, étroits, avec des nœuds aux points d'entrecroisement, et d'autres fois ils sont plus larges, forment des sortes de lames parallèles laissant entre elles très peu d'espace libre. Outre les globules blancs et les globules rouges, l'histologie découvre dans les mailles des fausses membranes des cellules épithéliales dégénérées. C'est dans ce fatras qu'on rencontre la présence des bacilles de Klebs, qui, au début, sont irrégulièrement disséminés par toute la pseudo-membrane ; mais qui, plus tard, sont moins abondants et surtout limités à sa partie superficielle (1). En même temps que ce bacille, on y trouve d'autres microorganismes, dont les uns constants, mais passagers, sont accidentels et sans influence sur la forme de la maladie ; les autres, inconstants, sont pathogènes et lui impriment une physionomie spéciale (2). Quels que soient la gravité et le siège de la maladie, la genèse et l'évolution de la fausse membrane sont identiques. Sous l'influence de l'irritation spécifique, le sang sort des vaisseaux, la fibrine se coagule et, de cette façon, se trouve constituée une couche membraneuse qui s'épaissit en raison de la virulence de l'agent pathogène et surtout en raison de l'énergie réactive de l'organisme.

Je ne m'arrêterai pas longtemps sur le point jadis si débattu de l'identité de la fausse membrane diphtérique et croupale. Cette division, presque généralement acceptée dans le passé et si brillamment soutenue par Virchow (3), n'a plus raison d'être aujourd'hui après l'abondante contribution apportée par la bactériologie à la pathogénie de cette affection.

Il est incontestable qu'une différence *de visu* existe entre les deux pseudo-membranes. Mais cette différence n'est point essentielle. En effet, la structure intime des fausses membranes reste toujours la même, quel que soit l'endroit où elles se développent. Ce qui en fait la différence apparente tient seulement à la nature du substratum qui les supporte. Jacobi, en effet, nous a démontré que, au pharynx et dans la portion susglottique du larynx, on trouve le plus souvent les altérations profondes, parce que l'épithélium y est en continuité directe avec le tissu muqueux ; tandis que les formes superficielles (croupales de Virchow) se rencontrent dans la portion sous-glottique du larynx et des voies respiratoires inférieures, où la membrane basilaire constitue un

(1) *Semaine médicale*, 26 août 1891. — Société de thérapeutique, séance du 11 mai 1892.

(2) Barbier, *Quelques associations microbiennes dans la diphtérie* (*Archives de médecine expérimentale*, mai 1891).

(3) *Arch. der Patholog. Anatom.*, 1847.

obstacle résistant à l'extension en profondeur (1). C'est à cette nature dissemblable du chorion d'implantation de la pseudo-membrane que nous devons attribuer la moindre fréquence de l'infection générale dans le croup, où la mort a lieu presque toujours par constriction ou par broncho-pneumonie secondaire ; tandis que l'infection diphtéro-streptococcique est la complication fréquente et souvent la cause de la terminaison fatale de la diphtérie angineuse ou nasale.

Quoique la fausse membrane soit adhérente à la muqueuse de manière très tenace au début de sa formation, cette adhérence diminue ensuite et, au bout d'un temps très variable, la nouvelle production tombe en masse ou par petites parcelles. Mais elle est bientôt remplacée par une nouvelle, plus étendue, plus adhérente et à contours plus confus si l'affection est en voie d'aggravation. Par contre, si la marche de la maladie se fait vers la guérison, la limite de la fausse membrane devient de plus en plus nette, ses bords se relèvent marquant un sillon de séparation, l'injection périmembraneuse diminue, l'épithélium se reforme en s'avançant de la périphérie au centre, et la fausse membrane, successivement plus limitée, de moins en moins adhérente, finit par disparaître.

L'aspect de la production diphtérique est très varié. Elle est quelquefois d'un gris clair ou bien elle a une blancheur argentine, et d'autres fois elle forme à peine un léger voile sur l'amygdale. C'est dans ces trois manifestations que je trouve les types de la fausse membrane vraiment diphtérique ; c'est cet aspect que revêt en général la diphtérie lorsqu'elle s'étend aux voies aériennes inférieures. Plus souvent, et surtout dans les périodes avancées et graves, nous constatons dans la pseudo-membrane des teintes jaunâtres sales, livides, gris foncé, presque noires ; nous avons de la difficulté à en reconnaître la limite, car ses bords se confondent insensiblement avec la muqueuse environnante, qui présente alors une injection veineuse quelquefois très foncée. C'est dans ces cas qu'on a la complication, malheureusement trop fréquente, de l'infection généralisée et de l'adénopathie. Dans cette forme de diphtérie, l'infection est produite surtout par les streptocoques et non par les bacilles de Klebs,

(1) Jacobi, *A Treatise on Diphteria*. New-York, 1880.

dont le rôle principal a été de préparer le terrain à l'évolution violente et plus virulente des microbes de la septicémie. A ce sujet, je me sépare complètement de l'avis de M. Josias, qui, attribuant si peu d'importance aux associations microbiennes, pense que la gravité de la diphtérie est uniquement en raison directe de la multiplicité des bacilles spécifiques.

Jusqu'à ce jour, on a considéré la fausse membrane comme l'élément capital, le foyer de danger de la diphtérie. On ne lui a attribué que le rôle néfaste et on a déduit les indications en rapport avec cette manière de voir. Je suis d'avis qu'on s'est trompé à ce sujet et que la fausse membrane mérite une différente interprétation et un tout autre traitement.

Pour bien comprendre le rôle de la fausse membrane, il faut ne pas perdre de vue deux faits, qui sont aujourd'hui bien acquis, sans contestation, à la pathogénie de la maladie qui nous occupe. En effet, nous ne devons pas oublier que le bacille de Klebs ne se trouve guère dans la fausse membrane que dans ses couches superficielles, et non pas dans les profondes, tout en existant en abondance dans la salive et dans les mucosités de la gorge et souvent du nez ; et qu'il lui est presque impossible le développement et la pénétration dans la muqueuse lorsqu'elle conserve son épithélium. Cela étant admis, je vous demande la permission de recourir à deux exemples dans le but de rendre plus claire ma pensée. Comparons l'organisme humain à une ville fortifiée entourée d'ennemis, et supposez qu'ils parviennent à pratiquer une brèche par où ils tentent de faire irruption. Il est plus que probable qu'une partie de la garnison repoussera immédiatement cette attaque de surprise, et qu'en poursuivant la bande ennemie il s'ensuivra aussitôt une prise corps à corps des deux adversaires. Il y aura, par conséquent, au dehors de la brèche, jusqu'à ce que le sort soit décidé, une barrière résultant des matériaux et munitions, des chevaux et des hommes morts et vivants des deux côtés. Pendant cette lutte, le reste de la garnison et tous les citoyens se hâteront de reconstruire le mur ébréché et de refermer les portes, et la troupe de défense ne rentrera pas dans la citadelle, mais elle restera en mur vivant avancé en essuyant les attaques successives, jusqu'à ce que la brèche ait été réparée. Il va sans dire que l'issue de cette surprise sera d'autant plus favorable et plus rapide que les envahisseurs auront été moins nombreux et peu vigoureux, que les défenseurs seront plus vaillants et que la brèche aura moins d'étendue.

Supposons encore, pour mieux comprendre notre question, car la question de la diphtérie est très complexe, supposons, dis-je, qu'une ville soit menacée d'être submergée par une crue de plus en plus grossissante. Si la digue protectrice vient à se crevasser et menacer ruine, nos ingénieurs s'empresseront de construire un barrage temporaire qu'ils n'enlèveront tout autant que tout danger est disparu et que la digue est solidement reformée.

Messieurs, à peu de chose près, quoique dans des proportions différentes, les faits se passent de même dans la diphtérie. Lorsque la fortification, la digue que l'épithélium constitue aux ennemis extérieurs en défense de l'organisme, vient à être ébréchée, la nature précipitamment mobilise ses leucocytes, son sérum bactéricide, sa lymphe agglutinante et les avance en poste avancé contre les bacilles pathogènes et leurs virulentes sécrétions. C'est de cette manière et dans ce but que la fausse membrane se trouve être constituée. C'est en vous formant cette conception qu'il vous est facile de comprendre le pourquoi de ce fait assez étrange et apparemment contradictoire que, plus les fausses membranes sont anciennes et épaisses et moins elles contiennent de bacilles de Klebs ; et, en outre, que ces bacilles n'existent pas dans les couches profondes, dans les couches à contact du derme dépouillé. Il est donc évident que la fausse membrane ne doit pas être considérée comme le nid propice à l'évolution de l'agent pathogène, comme la voie de pénétration des ptomaïnes dans l'organisme. Car, s'il en était ainsi, il est à croire que les bacilles spécifiques, on les trouverait d'autant plus vigoureux et plus nombreux qu'on les chercherait dans les couches plus profondes, et que ce serait surtout de la couche à contact du derme béant qu'ils inonderaient l'organisme de leur poison fatal. Il me paraît donc que c'est une erreur très préjudiciable de ne voir dans la fausse membrane que l'ennemi que nous devons nous empresser de détruire et contre lequel il nous faut concentrer tous nos efforts.

Cependant, telle a été à peu près, jusqu'à ce jour, la conception de la fausse membrane dans la diphtérie. C'est dans cet esprit qu'ont été imaginés presque tous les traitements connus, à l'exception de ceux qui, négligeant la lésion locale, s'adressaient uniquement à l'état général.

Il est incontestable que les auteurs de ces traitements n'ont pas tenu compte des faits capitaux que j'ai rappelés précédemment, c'est-à-dire : 1° l'existence du bacille non seulement sur la fausse membrane, mais dans la salive et dans les mucosités ; 2° l'existence de ce bacille en activité seulement dans les parties superficielles de la fausse membrane ; 3° la structure intime de cette fausse membrane, qui ne permet pas le passage des bacilles de Klebs et dont le feutrage intense empêche même, j'ai lieu de le croire, le passage des produits virulents ; 4° la nécessité de l'intégrité la plus grande possible de l'épithélium, qui reste toujours la vraie défense de l'organisme contre le microbe. Quiconque a un peu la pratique du traitement de la diphtérie ne me contestera pas que, si l'on veut enlever, fortement badigeonner, ou cautériser les fausses membranes, il n'est pas possible d'éviter un peu de traumatisme ou d'irritation, qui, enflammant le pourtour de la néo-membrane, provoque forcément la chute immédiate ou prochaine d'une aire plus ou moins grande d'épithélium, constituant ainsi un nouveau terrain de culture microbienne et un agrandissement de la porte déjà ouverte à l'absorption virulente.

Étant donc données ces constatations, qui sont aujourd'hui presque des vérités de foi, je suis étonné que, dans cette pensée que la fausse membrane est le danger qu'il faut sans cesse détruire, on rencontre, pour ainsi dire, l'unanimité des cliniciens. Vous venez d'entendre le rapport de M. Dubousquet-Laborderie et la communication de M. Josias, et vous avez pu vous convaincre que telle est la manière de voir à peu près générale. Mais ce que je m'explique encore plus difficilement, c'est que, dans cette direction de vue, encore aujourd'hui, les praticiens soient accompagnés et encouragés par les bactériologues les plus distingués. En effet, il n'y a que quelques mois que MM. Cornil et Charrins reconfirmaient, dans deux travaux différents (1), la nécessité, l'urgence de la destruction de la fausse membrane.

(1) *Semaine médicale*, août 1891. — *Bulletin médical*, avril 1892.

Pour moi, plus je réfléchis à la biologie du bacille de Klebs et à la disposition histologique de la fausse membrane, et moins je comprends ces conclusions.

Comment ! c'est en supprimant le premier symptôme tangible, le thermomètre le plus éloquent de la violence de l'affection et de la vigueur réactive de l'organisme que le thérapeute croit répondre à la vraie indication de la diphtérie ? C'est en détruisant le rempart improvisé de défense de l'organisme, sans posséder l'avantage de pouvoir le remplacer et rapidement par un autre plus solide et plus imperméable, qu'il espère apporter un secours utile à son malade ? Je ne le pense pas. J'y vois, au contraire, une erreur très grande et fatale par les terribles conséquences qui en résultent.

Reprenons la comparaison que nous avons établie précédemment.

Que diriez-vous, chers collègues, du commandant d'une armée de secours qui, prévenu de la bataille combattue en rangées serrées au-devant de la brèche, s'empresserait de diriger son artillerie dans la mêlée jusqu'à complète extermination des deux lignes ennemies, supprimerait les défenses temporaires rapidement improvisées et se retirerait ensuite tranquillement, avant d'avoir réparé la brèche et fermé les portes de la citadelle ? Ne serait-il pas doublement blâmable, ce général, si l'on était certain que, au moment de son départ, il n'ignorait pas que toute la campagne était encore battue par de nombreuses troupes ennemies ?

Eh bien, messieurs, ne faisaient pas autrement les praticiens qui, dans leur lutte contre la diphtérie, se croyaient quittes envers leur devoir lorsqu'ils avaient détruit deux ou trois fois par jour la fausse membrane, et qu'ils avaient étayé ce traitement en forçant de toute manière l'alimentation et en ordonnant de respecter scrupuleusement le sommeil du pauvre malade. Tel, pourtant, était le traitement, pour ainsi dire classique, de ces derniers temps. J'ai encore trop vives à l'esprit les objections qu'on m'a adressées lorsque j'ai osé affirmer l'importance des lavages très fréquents et précoces dans le nez et dans le larynx, et surtout la nécessité de ne point les interrompre pendant la nuit. [J'ai vu avec une très grande satisfaction, dans les conclusions du rapport de M. Dubousquet que la thérapeutique de ces derniers jours a rendu justice à mes idées. La grande majorité des praticiens est convaincue, aujourd'hui, de la nécessité du traitement pendant la nuit. Et vous avez pu remarquer qu'on insiste aussi de plus en plus sur les avantages des abondantes et fréquentes irrigations. Je suis persuadé que le progrès sensible dans la diminution de la statistique lugubre de la diphtérie, on le doit à ces modestes facteurs des traitements actuels plutôt qu'à la valeur problématique des différents agents plus ou moins caustiques et des pinceaux plus ou moins ingénieux.

De tout ce que je viens de dire, des considérations que je viens de faire sur la fausse membrane et sur la biologie du bacille de Klebs, je crois être conséquent en concentrant et formulant les conclusions suivantes :

D'abord, on doit éviter, avec le soin le plus scrupuleux, de porter la moindre atteinte à l'épithélium ; il faudra donc renoncer absolument à toute action violente de la muqueuse, soit par traumatisme, soit par irritation quelconque, qui produirait forcément la chute épithéliale. Nous chercherons, au contraire, par la tiédeur et par l'abondance et la fréquence des lavages avec des liquides antiseptiques et légèrement astringents, à activer la reproduction de cet épithélium et à le rendre plus résistant. Je ferai noter, à ce sujet, la nécessité qu'il y a de ne faire usage que de solutions légères, pour éviter le desséchement trop rapide de la muqueuse, qui est cause de fendillement et a pour conséquence l'auto-inoculation. En deuxième lieu, nous traiterons la fausse membrane de la même manière que la muqueuse, en la ménageant avec le plus grand soin possible et en visant au but de la rendre plus résistante, plus feutrée, ce que nous obtiendrons avec les mêmes moyens employés en faveur de la muqueuse.

Comme le bacille de Klebs ne se trouve qu'à sa partie superficielle et que, du reste, il ne peut pénétrer dans ses couches profondes, à moins que des fentes ne se soient formées dans son épaisseur, ordinairement le lavage suffit pour arrêter la pullulation et la vigueur de ces microorganismes. En effet, on constate que, sous l'influence de ces lavages, l'expansion de la fausse membrane tarde rarement plus d'un ou de deux jours à s'arrêter complètement. Cependant, il peut être utile de toucher légèrement les fausses membranes avec un liquide antiseptique un peu visqueux et non irritant, soit-il du phénol sulforiciné ou un autre composé bactéricide quelconque. Mais il faut faire ces attouchements uniquement dans les cas où l'on n'éprouve pas trop de difficultés à les pratiquer, comme ce serait lorsque la fausse membrane siège sur des parties découvertes, ou lorsque le petit malade ouvre la bouche et se laisse abaisser la langue sans opposer une vive résistance ; ce qui, malheureusement, arrive trop rarement.

Dès qu'on s'est bien rendu compte, une fois, de la vraie nature et de la gravité de la maladie, je trouve qu'il y a un inconvénient manifeste à violenter l'ouverture de la bouche des enfants, qui, en général, ne sont pas dociles. Je ne sais pas si j'ai assisté une seule fois à l'examen de la gorge d'un enfant sans avoir constaté le saignement de la plaie, bien heureux encore s'il ne s'était produit aucune blessure. Nous devons donc recommander que l'examen de la gorge soit fait le moins souvent et le plus doucecement possible.

Voilà, messieurs, les principes qui me paraissent devoir dominer dans le traitement de la diphtérie vraie, non compliquée. Je suis absolument persuadé que, en les mettant en pratique, on ne manquera pas de constater la vérité des conclusions que je déduisais il y a trois ans, et que les faits ne m'ont pas démenti, à savoir que :

1° Des maladies contagieuses et infectieuses, la diphtérie est une des mieux connues et certainement celle qui, par sa manière d'évoluer et par son lieu d'élection, mieux que toute autre, permet au médecin de disposer de moyens aptes à l'enrayer ;

2° La mortalité générale doit être réduite au-dessous de 10 pour 100, au lieu de 35 et plus, que nous donnent les statistiques actuelles ;

3° Toute angine diphtérique, non compliquée d'autres affections infectieuses, doit être suivie, presque sans exception, de guérison, dans l'espace d'une semaine, si elle est combattue dès les premières vingt-quatre heures, ou lorsque la fausse membrane est nettement limitée et pas trop étendue, et qu'il n'y a pas de tuméfaction spécifique des ganglions.

Contribution à l'étude bactériologique de la diphtérie.

Dans les dernières séances de notre Société, j'avais dit que a ausse membrane est l'expression macroscopiquement visible de a diphtérie. J'avais ajouté qu'elle ne constitue pas l'affection, dont elle n'est, au contraire, qu'un accident, et, je dirais plus, un accident favorable.

J'expliquais cette conception par le fait que, chez les diphtériques, il n'y a guère que la partie superficielle de la fausse membrane où le bacille de Klebs soit développé, et que ce bacille, on le trouve aussi dans la salive et dans les mucosités du nez.

Je désire aujourd'hui prendre l'occasion de la lecture du procès-verbal pour vous exposer rapidement les recherches que j'ai entreprises pour pouvoir préciser et compléter ma conception précédente.

Les premiers résultats de ces recherches sont si probants et si intéressants au point de vue thérapeutique et hygiénique, que je tiens à ne pas tarder à vous les communiquer.

Voici l'exposé sommaire de ces recherches.

D'abord, j'ai inoculé de la diphtérie pure sur la muqueuse grattée de la lèvre d'un cobaye. Le lendemain, j'ai examiné la fausse membrane et les sécrétions buccales et nasales de cet animal. J'ai trouvé que les bacilles de Klebs, qui étaient abondants dans la fausse membrane, existaient aussi, mais moins nombreux dans la salive, et manquaient complètement dans le mucus du nez. Il faut tenir compte de cette circonstance, que l'inoculation avait été faite en quantité abondante, et que l'animal était mort vingt-quatre heures après, de sorte que la pullulation dans les milieux liquides n'avait pas eu un temps suffisant pour prendre un grand développement. La même diphtérie inoculée en même temps dans les tissus sous-cutanés abdominaux avait été la cause principale de la marche si rapidement fatale de la maladie. A l'autopsie, j'ai remarqué entre autres la vive congestion des capsules surrénales, congestion qui peut être considérée comme typique.

Les autres recherches, beaucoup plus intéressantes, et d'une importance exceptionnelle au point de vue thérapeutique, je les ai faites sur des malades de l'hôpital des Enfants.

J'ai étudié le mucus nasal, la salive de la bouche et le jetage par la canule de sept diphtériques à différentes périodes d'évolution et de traitement de la diphtérie.

Dans deux cas d'angine diphtérique, j'ai constaté, après vingt-quatre heures de culture de la salive sur sérum solidifié, la présence de nombreuses colonies typiques de bacilles de Klebs. Les cultures du mucus nasal faisaient reconnaître, dans un cas, l'absence des bacilles spécifiques et, dans l'autre, leur présence, mais rare, au milieu de très abondantes colonies micrococciques.

Dans deux cas de croup non opéré, j'ai constaté une seule fois, dans les liquides de la bouche, la présence de bacilles, dont la nature n'était pas tout à fait certaine. Les mucosités du nez étaient négatives, au point de vue qui nous intéresse.

Nous avons examiné les liquides du nez, de la bouche et de la trachée, de trois enfants opérés de trachéotomie. Dans tous ces cas, nous avons trouvé, dans le jetage par la canule, la présence des bacilles de Klebs ; mais ils étaient relativement rares, au milieu de très abondantes colonies de cocci et de streptococci. Chez un de ces malades, il y avait quelques bacilles spécifiques aussi dans le mucus du nez, et, chez un autre, il y en avait dans la salive.

Mais le cas le plus intéressant est celui de l'enfant G. B..., qui était entré à l'hôpital pour croup sans angine. Il fut opéré avec succès. Le jour de mon examen, il était en voie de guérison avancée. On lui avait déjà enlevé la canule. Pas de trace de fausse membrane dans les cavités buccales et nasales; état général excellent. La sœur de ce malade était, en même temps, au pavillon des diphtériques, pour angine pseudo-membraneuse, aussi en voie de guérison.

Comme je l'ai dit plus haut, le jetage cultivé sur sérum a révélé la présence de quelques rares bacilles spécifiques, au milieu d'un semis très abondant de microbes variés et surtout de streptocoques. Par contre, dans la culture de la sécrétion de la bouche, on y constata de très abondantes et très nettes colonies de bacilles de Klebs.

Avant de conclure, je tiens à vous faire savoir, à titre de justice et pour donner la valeur voulue à ces recherches, que les examens bactériologiques ont été tous vérifiés dans le labora-

toire de la Faculté par M. Mosny, le distingué préparateur de
M. Strauss.

Je pense que les réflexions qui se sont imposées à mon esprit
par ces observations, surtout par la dernière, vous vous les êtes
faites, vous aussi.

Il est évident qu'il ne faut plus considérer, à l'avenir, la fausse
membrane comme la vraie preuve de la diphtérie, comme le seul
terrain, même le plus favorable de la culture du bacille de Klebs.
En voie de corollaire, il s'en déduit que ce n'est pas contre elle
qu'il faut diriger l'intensité du traitement.

En tout cas de diphtérie, à moins que des examens répétés
soient pratiqués, il est absolument indispensable de faire fré-
quemment et abondamment des lavages antiseptiques précoces
du nez, de la bouche et, en cas de trachéotomie, des premières
voies aériennes.

Avant d'interrompre le traitement, on doit examiner bacté-
riologiquement les sécrétions et ne déclarer la guérison que
quelques jours après la disparition complète des bacilles de
Klebs. Il s'en déduit aussi, comme corollaire hygiénique, que,
en toute famille ayant eu des diphtériques, il y aurait lieu de
pratiquer le même examen ; car nous savons aujourd'hui incon-
testablement que la diphtérie peut existersans qu'elle se présente avec des manifestations macroscopiquement tangibles,
sans qu'elle évolue pathologiquement.

Je termine en constatant que les faits que je viens d'exposer
m'autorisent à répéter ce que je faisais observer dans la communication précédente, au sujet des résultats thérapeutiques
actuels, c'est-à-dire que, les progrès sensibles dans la diminution de la statistique lugubre de la diphtérie, on les doit aux
modestes facteurs de la non-interruption du traitement pendant
la nuit, et aux irrigations fréquentes et abondantes, plutôt qu'à
la valeur problématique des pinceaux plus ou moins ingénieux
et des nouveaux médicaments plus ou moins destructeurs de la
fausse membrane.

DU MÊME AUTEUR

De la Galvanocaustique en chirurgie.

Contribution à l'étude de la terpine et du terpinol.

Des injections hypodermiques de sels insolubles de mercure.

Contribution au traitement de la diphtérie.

Quelques considérations et propositions au sujet d'un cas de diphtérie.

Premières applications de ma méthode de traitement de la diphtérie, faites à l'hôpital Trousseau.

Manifestations d'hydrargyrisme simulant une éruption de variole.

La méthode Jacobelli ou le traitement direct des cavités.

Réflexions sur l'alimentation dans la diphtérie, à propos d'un cas d'angine diphtérique.

Du traitement de la diphtérie (lettre à M. Goldschmidt, de Strasbourg).

De la nécessité d'une langue scientifique internationale.

Recherches sur la pathogénie et le traitement du tétanos.

Trois cas de diphtérie dans la même famille, quelques déductions pathologiques et thérapeutiques.

PARIS. — TYPOGRAPHIE A. HENNUYER, RUE DARCET, 7.

www.ingramcontent.com/pod-product-compliance
Ingram Content Group UK Ltd.
Pitfield, Milton Keynes, MK11 3LW, UK
UKHW020156080726
13614UKWH00006B/2570